ÉTUDES CLINIQUES SUR LAMALOU-LES-BAINS

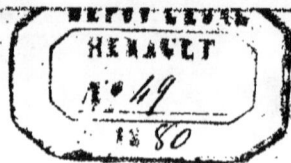

DU

RHUMATISME VISCÉRAL

ET DE SON TRAITEMENT

PAR LES

EAUX DE LAMALOU L'ANCIEN

PAR

LE D' F. GROS

MÉDECIN CONSULTANT A LAMALOU

EX-INTERNE DES HOSPICES CIVILS DE TOULOUSE

MÉDECIN ADJOINT A L'HOSPICE DE BÉDARIEUX

Les observations faites avec justesse,
Conduisent à des conclusions également justes.
ZIMMERMANN, *Traité de l'Expérience*

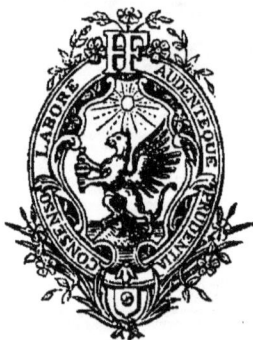

MONTPELLIER

IMPRIMERIE CENTRALE DU MIDI

(Hamelin Frères)

1880

DU

RHUMATISME VISCÉRAL

ET DE SON TRAITEMENT

PAR LES

EAUX DE LAMALOU L'ANCIEN

PAR

LE D' F. GROS

MÉDECIN CONSULTANT A LAMALOU

EX-INTERNE DES HOSPICES CIVILS DE TOULOUSE

MÉDECIN ADJOINT A L'HOSPICE DE BÉDARIEUX

Les observations faites avec justesse,
Conduisent à des conclusions également justes.
ZIMMERMANN, *Traité de l'Expérience*

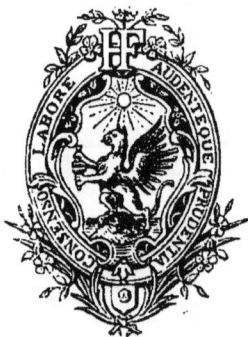

MONTPELLIER

IMPRIMERIE CENTRALE DU MIDI

(Hamelin Frères)

—

1880

DU

RHUMATISME VISCÉRAL

ET DE SON TRAITEMENT

PAR LES

EAUX DE LAMALOU L'ANCIEN

Si l'étude du rhumatisme n'offre pas le mérite de la nouveauté, si elle n'a rien de l'attrait passionné qui s'attache aujourd'hui à d'autres affections plus sérieuses, il n'en est pas moins vrai qu'elle n'a rien perdu de son actualité. Le rhumatisme est aussi commun que par le passé; ses retours sont aussi fréquents, ses déplacements aussi douloureux, et souvent aussi peu soupçonnés.

Le traitement de cette longue et insidieuse affection, quand elle est passée à l'état chronique, est du ressort des Eaux minérales. L'on comprend mieux que jamais de quelle puissante utilité peuvent être pour la guérison de la maladie qui nous occupe ces remèdes si variés, que la nature elle-même prend soin de préparer et qu'elle nous distribue d'une main si libérale.

Soit qu'elles agissent en stimulant les grandes fonctions de l'économie, soit qu'en modifiant peu à peu l'organisme elles le ramènent insensiblement à l'état physiologique après avoir apaisé la vivacité des symptômes morbides, les Eaux minérales constituent une des ressources les plus efficaces et les plus agréables de la thérapeutique.

Le rhumatisme viscéral, dont nous avons plus spécialement à nous occuper ici, a été étudié depuis longues années. Les anciens observateurs avaient signalé l'influence du principe rhumatismal et sa rétrocession sur les organes internes.

Sydenham, le premier, le décrivit sous le nom assez bizarre de rhumatisme scorbutique (1). Stoll témoigne de la coexistence fréquente de l'arthrite rhumatismale avec la dyssenterie; les deux affections alternant, celle-ci disparaissant pour faire place à l'autre, et réciproquement (2).

De nos jours, enfin, après avoir écarté par une critique sévère, les observations douteuses des maladies qui, nées sous une même cause (froid, humidité), donnaient lieu à des manifestations douloureuses pareilles à celles du rhumatisme et pouvant être confondues avec cette dernière affection, l'on est arrivé à reconnaître la regrettable influence qu'exerce le principe rhumatismal sur les grands appareils de l'économie et sa localisation sur les principaux viscères.

Son action s'exerce en première ligne sur le système vasculaire, son siége de prédilection dans les déplacements internes, et tous les auteurs admettent sans conteste la coïncidence fréquente des affections du cœur avec le rhumatisme (3).

L'appareil respiratoire n'est pas exempt de ces complications (4), non plus le système nerveux, et sous le

---

(1) *Obs. méd*, sect. VI. cap. V.

(2) *Ratio medendi*. part. III, cap. IV, § IV

(3) Bouillaud, *Traité du rhumatisme*. — Béhier et Hardy, *Traité de path. int.*, t. II. — Valleix, *Mém de la Soc. méd. d'observation*, t. III, etc., etc.

(4) *Fuller on rhumatisme.* — Vulpian. *Thèse sur les pneumonies secondaires*, 1859. — Grisolle, *Traité de la pneumonie*, 2me éd.

nom de rhumatisme cérébral (1), méningite rhumatismale (2), méningite rachidienne (3), chorée rhumatismale (4), etc., etc., les auteurs ont désigné les re-
doutables perturbations fonctionnelles qui peuvent
survenir dans le cours du rhumatisme.

Dans le tube digestif, des phénomènes de gastralgie,
de dyspepsie, de vomissements et des diarrhées in-
coercibles se lient à l'état diathésique rhumatismal (5).

Dans l'appareil urinaire, les reins et la vessie se
sont montrés liés pathologiquement au même état ;
enfin l'utérus et ses annexes ont été eux-mêmes en-
vahis par le rhumatisme. J'ai recueilli, écrit le profes-
fesseur Courty (6), « de remarquables exemples de
» rhumatisme accompagnés de douleurs et de gonfle-
» ment, de névralgies tenant à la même cause et en-
» vahissant alternativement l'utérus, un ovaire ou un
» autre viscère, tel que la vessie, l'estomac ou des arti-
» culations, etc., etc. »

Ainsi, prenant pour base l'hérédité, les antécédents
morbides, la répétition des mêmes symptômes produits
par la même cause, l'alternance des accès douloureux, la disparition brusque des phénomènes, repa-
raissant ailleurs sous la même forme pour revenir ensuite à leur point de départ ; le cadre enfin complet de
l'état diathésique, nous serons autorisés à admettre le
rhumatisme des viscères, dont nous proposons d'étudier la marche et la guérison par les eaux de Lamalou
l'ancien.

---

(1) Hervez de Chégoin. — Gubler, *Archiv. gén. de médecine*, 1857.

(2) Trousseau, *Clin. méd. de l'Hôtel-Dieu*, t. II.

(3) Bouillaud, *loc. cit.*

(4) Sée, *M. de l'Acad. de méd.* 1851.

(5) Cornil, *M. sur les Coïncidences pathologiques du rhum. art. chronique*, 1865.

(6) Courty, *Traité des maladies de l'utérus*, p. 311.

La réputation de notre station thermale est assez universellement connue pour qu'une brochure de plus n'ajoute rien à ses mérites. Déjà, en 1754, les malades commençaient à s'y rendre, et actuellement, d'après la statistique de M. l'inspecteur Privat, on compte de mille à douze cents rhumatisants par saison, qui viennent y chercher une amélioration vainement demandée à d'autres moyens.

Certainement dans ce grand nombre tous ne présentent ni les mêmes symptômes, ni les mêmes caractères, ni les mêmes localisations, et sur chacun d'eux l'action thermale doit être différente.

Une des premières études à faire à Lamalou aurait été de rechercher quel est, dans cette catégorie si nombreuse et si variée, l'espèce particulière qui se trouve le mieux de l'action des eaux, et, alors surtout que toutes les stations thermales se disputent l'honneur de guérir le rhumatisme, de cantonner, pour ainsi dire, dans un cadre déterminé, le genre de rhumatisme sur lequel les eaux de Lamalou ont une action spéciale et sûrement curable. Nous espérons reprendre cette étude plus tard avec un plus grand nombre d'observations.

Pour le moment, il nous a paru intéressant de rechercher, au moins sur quelques-uns d'entre eux, remarquables par leurs antécédents et le siége du mal, le mode d'action des eaux de Lamalou. Non pas que nous voulions tirer de ces observations une méthode absolue pour le traitement; mais, dans une sphère plus modeste, présenter quelques faits qu'une heureuse coïncidence nous a permis de grouper et en déduire des renseignements particuliers.

Nous avons cherché avant tout l'exactitude et la clarté, pénétré de l'aphorisme du profond observateur Zimmermann : « La connaissance des faits sert à éta-» blir les axiomes ; les observations faites avec jus-

» tesse conduisent à des conclusions également jus-
» tes (1). »

Nous n'avons pas à faire ici une monographie de Lamalou ; si nos lecteurs désirent des détails circon-
stanciés sur le vallon thermal, ils les trouveront dans
les ouvrages spéciaux qui traitent longuement cette ma-
tière, et auxquels nous les renvoyons (2).

Mais, avant de présenter les observations qui font
l'objet de cette étude, un aperçu rapide nous paraît nécessaire pour bien établir l'action des principes consti-
tuants des Eaux et les indications qui en résultent pour
le traitement.

Nous nous bornerons, dans cette brochure, à ce qui
concerne Lamalou-le-Bas, dit l'Ancien, nous réservant
d'apprécier dans de nouveaux travaux l'action de Lamalou-le-Centre et Lamalou-le-Haut.

Classées parmi les acidules thermales (Patissier),
acidules alcalines (*Annuaire des Eaux*), ferrugineuses
acidules (Dupré), alcalines ferrugineuses et arsenica-
les avec acide carbonique libre (Privat), leur caractère le plus essentiel et le plus important, c'est d'être
alcalines ferrugineuses à une haute température, qua-
lités qu'elles partagent avec très-peu d'Eaux minérales
françaises.

Leur température prise dans la galerie des sources
varie entre 31° et 49° cs., selon leurs points d'émergence.
Réunies et mélangées dans un bassin commun, elles
se distribuent dans les piscines à la température de

---

(1) Zimmermann, *Traité de l'expérience.*

(2) Saisset, *Mémoire prat. sur les Bains de Lamalou.* Montpellier, 1806 et
1812.

Privat, *Notice stat. et méd. sur Lamalou-les-Bains.* Paris 1877.

P.-C. Collot, *Notice sur Lamalou-l'Ancien* Paris, 1875.

Moitessier, *Études chimiques sur les Eaux de Lamalou.* Montp., 1861.

Diacon et Moitessier, *Recherches spectroscopiques.* Montp. 1862.

34° à 35°; se rapprochant ainsi de celle du corps humain, avantage que l'Académie de médecine apprécie en ces termes : « Les bains les plus efficaces sont ceux qui » sont préparés avec une eau thermale dont la tempéra- » ture native se rapproche le plus de celle du corps » humain (1)..... »

La cure thermale se fait, à Lamalou-le-Bas, dans des piscines adossées au bassin commun, et dans lesquelles l'eau se renouvelle sans cesse, conditions éminemment favorables pour le traitement. « Pour que le bain » soit réellement salutaire, ajoute l'Annuaire, il faut y » entretenir pendant sa durée un courant d'eau conti- » nuel; le bain est alors bien plus actif que dans une » eau dormante, dont le gaz et le calorique diminuent » progressivement. »....

Faiblement minéralisées, puisqu'elles ne contiennent que 2°,093 à 2°,179 de sels par litre, elles n'en possèdent pas moins une efficacité positive et une action excitante très-vive chez certains malades, que l'on pourrait attribuer soit à leur température, soit à l'électricité dynamique dont elles sont chargées (2).

En somme, les principes qui prédominent sont : les

(1) *Annuaire des Eaux de la France*, II, p. 344 et suivantes.

(2) Nous avons entrepris à ce sujet une série d'expériences, basées sur celles de MM. Broller, Scoutetten, Proll, etc., etc., que nous nous proposons de continuer et de décrire quand elles seront complètes.

Ce travail était terminé lorsque nous avons reçu la brochure du Dᵣ Barély. Notre confrère, à propos d'une visite et de deux bains pris à Lamalou, attribue les phénomènes curatifs de nos Eaux à une action de contact chimique ou électrique, à une sorte de métallothérapie balnéaire. Cette action métallothérapique expliquerait aisément le retour de la sensibilité chez les paralytiques anesthésiés (obs 4). Nous croyons pourtant que l'action électrique domine l'action chimique, ou que la première n'est que la conséquence de la deuxième. D'ailleurs, si l'on compare les phénomènes physiologiques des eaux de Lamalou et ceux que font éprouver le passage d'un courant continu, on trouvera plus d'un point commun. Nous reparlerons de cette théorie électro-chimique quand nous nous occuperons des affections des centres nerveux et de leur traitement à Lamalou bicarbonates de soude, de potasse, de magnésie, de chaux et de fer, avec traces d'arsenic, de manganèse, de phosphates et de sulfates de chaux. Les analyses spectroscopiques de MM. Diacon et Moitessier y ont constaté la présence du cœsium, rubidium, lithium, baryte, strontiane, etc.

L'acide carbonique libre vient se dégager à la surface de l'eau en bulles plus ou moins fines, et amène quelquefois vers le milieu du traitement une légère irritation cutanée avec démangeaison passagère. Disons en passant que ce phénomène est un élément de diagnostic ; les parties paralysées ou anesthésiées ne présentent jamais cette particularité qui ne s'y manifeste qu'à mesure que la guérison fait des progrès.

L'eau prise en bains ou en douches ne constitue pas la seule ressource thérapeutique de notre station. La galerie où sourdent les eaux est une véritable étuve où le malade, soumis à une haute température, élimine par la sueur les principes morbides, tandis qu'il absorbe par la respiration les éléments volatils de l'eau qui se vaporise autour de lui.

Sous le rapport des boissons, et pour répondre à de nouvelles indications, Lamalou n'a rien à envier à ses sœurs thermales. Citons par ordre de situation :

1° Lavernière, alcaline gazeuse, temp. 16°5 : substances solides, 2,448 ; acide carbonique libre, 818 cc. Eau de table, agréable à boire, digestive et purgative à haute dose sur certains tempéraments, tandis qu'il suffit d'un ou deux verres chez quelques autres pour amener du dévoiement.

2° Source Stoline, dans la cour de l'établissement, filon détaché et capté de la grande source. Temp. 30°. Substances solides, 2.093. Acide carbonique, 345 cc.

4° Source Cardinal, peu usitée. Temp. 31° Substances solides 2.146. Acide carbonique 192 cc.

5° Source Capus, essentiellement ferrugineuse. Temp.

21°, avec 0.08 de bicarbonate de fer sur 0.450 de sels
et 378 cc. d'acide carbonique, occupe un rang fort ho-
norable entre Orezza, Forges, Bussang, Spa, etc., qui
contiennent 0.12, 0.09, 0.08, 0.06 de sels de fer. Spécialement employée dans la chlorose, l'anémie, les tempéraments délicats et les constitutions appauvries (1).

La climatologie d'une station thermale où les rhumatisants et les névropathes se donnent rendez-vous
est loin d'être indifférente. Cette partie a été étudiée
par M. le Dr Privat, dont les observations journalières
pendant 30 ans d'inspectorat sont marquées au coin de
la plus scrupuleuse exactitude. Disons avec lui que,
« par son altitude moyenne (180 mètres), par son air
» pur et tiède, qui excite modérément l'activité fonc-
» tionnelle sans la fâtiguer, comme celui des hautes
» montagnes », Lamalou trouve encore dans sa situation topographique des conditions avantageuses à la
curabilité des affections chroniques.

Un auteur qui n'est pas suspect de partialité, P.-C.
Collot, dit que « les eaux de Lamalou sont sérieuses ;
» on n'y vient pas pour s'amuser. » On s'y distrait
pourtant. et l'existence calme et paisible que l'on y
mène est un adjuvant de plus à la cure thermale...
Si l'ardente poursuite de la fortune, si les jouissances
matérielles usent et détruisent l'organisme, si nos maîtres en pathologie signalent comme cause première
des affections des centres nerveux les excès multipliés
et de toute nature..., n'est-il pas utile de faire trêve
quelques jours à cette activité dévorante et de donner
aux organes surmenés un moment de bienfaisant
repos?

Les causeries familières, les promenades au grand
air, la vie en famille dans tout ce qu'elle a de plus

---

(1) Les autres buvettes de Lamalou, Source Bourges, Petit-Vichy, etc.
appartiennent aux groupes de Lamalou-le-Centre et le Haut.

charmant et de plus varié, remplacent à Lamalou les émotions fébriles de la vie mondaine.

Les médecins ne s'en plaignent pas, et, sans qu'ils s'en doutent, les malades eux-mêmes trouvent leur compte dans cette existence régulière et facile, première phase de calme et d'apaisement indispensable à une bonne médication.

Tels sont les éléments que fournit à la thérapeutique la source de Lamalou-le-Bas, bien simples et bien peu compliqués. Les observations suivantes vont en faire ressortir les avantages, comme aussi les inconvénients.

OBSERVATION I

Endocardite rhumatismale. — Bains trop prolongés. — Aggravation des symptômes. — Retour du rhumatisme articulaire. — Améliorations successives.

M. T., âgé de quinze ans, antécédents rhumatismaux héréditaires dans la branche paternelle, a eu, il y a cinq mois, un rhumatisme articulaire survenu à la suite d'une promenade de collége, pendant laquelle il a reçu une averse, le corps en sueur. Cette affection, après avoir envahi successivement toutes les articulations, se compliqua d'une endocardite passée à l'état chronique et qui l'amène à Lamalou.

Le malade, sans consulter de médecin thermal, prend trois bains d'une heure. Le deuxième est suivi de quelques douleurs vagues dans les genoux et les pieds ; après le troisième, il est pris, le soir, de gêne dans la respiration, fièvre, qui me font appeler auprès de lui. La face est congestionnée ; dyspnée. Pouls rapide et irrégulier, mouvements du cœur tumultueux ; les bruits, confondus avec les silences, sont dominés par un bruit de souffle, qui paraît exister au premier temps, mais qu'il est difficile de bien séparer à cause de la rapidité des contractions.

Les douleurs de la veille ont disparu. Je fais appliquer deux vésicatoires aux genoux et promener sur les pieds des feuilles de moutarde ; tous les quarts d'heure un granule de digitaline d'un demi-milligramme. Quelques heures après, les désordres vasculaires s'apaisent et la nuit est relativement calme. Le lendemain, les douleurs re-

paraissent dans les articulations inférieures, les pieds se tuméfient ;
le cœur décongestionné permet un examen plus attentif. Palpitations
fortes ; bruit de souffle au premier temps : la main est soulevée par le
choc de la pointe.

Prescriptions. Frictions au baume chloroformique. Digitaline toutes
les deux heures. Salycilate de soude, 5 gr. en potion.

Progressivement cet état s'améliore. Le jeune malade reprend l'état
des premiers jours de son arrivée, et, malgré ce retour du mal à
l'état aigu, que j'attribue à des bains trop prolongés, je l'engage à
reprendre le traitement thermal, ordonné de la manière suivante :
Bain d'un quart d'heure; séjour au lit après le bain. Interrompre tous
les trois bains par un jour de repos. Eau de la Vernière aux repas.

Il prend ainsi dix-huit bains sans fatigue, et nous quitte avec une
légère amélioration dans l'état de son cœur.

Une 2ᵉ saison en 1878 est fort bien supportée; le bruit de souffle
diminue, ses palpitations sont moins fortes et la respiration plus
facile. Il reprend ses études interrompues et passe au collége un hiver
excellent. Revu en 1879: état de plus en plus amélioré, bruit de souffle
léger, palpitations insensibles, le jeune homme court avec ses camarades
sans oppression. Nous l'engageons à revenir encore ; plusieurs saisons
consécutives le mettront à l'abri de tout retour rhumatismal.

OBSERVATION II

Rhumatisme mono-articulaire. — Complications cardiaques. — Retour à l'état aigu. — Guérison

Mˡˡᵉ G..., treize ans, blonde, tempérament lymphatique, non menstruée ; hérédité rhumatismale dans la ligne maternelle, a eu, il y a
six mois, un rhumatisme au genou. Cette affection, qui n'a pas
eu un caractère grave, guérit assez rapidement, mais laisse après
elle des troubles cardiaques, palpitations, essoufflements, etc... Elle
vient à Lamalou et prend quatre bains successifs à trois quarts d'heure
de durée ; elle éprouve après le quatrième quelques douleurs vagues
et un peu de gêne dans la marche. Le lendemain, sans avis médical, elle
prend un cinquième bain le matin et une douche le soir de 12 minutes
sur le genou malade. Elle se couche plus fatiguée et ne peut pas se
lever le lendemain.

Appelé alors seulement, je constate le retour du rhumatisme à l'état
aigu: rougeur, tuméfaction, état fébrile. Palpitations légères, bruit de
souffle doux au premier temps.

Quelques jours de repos, des applications chaudes, une potion de salycilate, 5 gr. sur 150 d'eau, modifient heureusement cet état ; l'état fluxionnaire disparaît. M^ll• G. recommence son traitement avec plus de prudence: eau de Capus en boisson ; elle prend ainsi dix-huit bains. L'eau ferrugineuse en boisson exerce une bonne influence sur son état chlorotique, et elle quitte Lamalou. Revue en 1878, les quelques troubles circulatoires ont disparu; plus de palpitations ni de bruits anormaux. En 1879, la menstruation s'est établie dans de très-bonnes conditions; n'a plus rien ressenti ni du côté des articulations, ni du côté du cœur.

OBSERVATION III

Rhumatisme chronique. — Déplacements sur l'estomac et l'utérus. — Amélioration après la première saison. — Résultat final inconnu.

Mlle D...., âgée de vingt et un ans, tempérament nerveux, menstruée à quatorze ans ; père goutteux ; a eu à dix sept ans un rhumatisme ambulant survenu sans cause appréciable. Pendant sa maladie, les menstrues se supprimèrent, n'apparaissant dans la suite qu'escortées des symptômes suivants qui persistent encore.

A chaque époque cataméniale, fonction qui s'exécute mal en qualité et en quantité, douleurs utérines vives, irradiant dans les lombes, et ne quittant ses points que pour se porter sur les articulations des pieds et des genoux qui se tuméfient et rendent la marche impossible ; celle-ci á peine apaisée, l'estomac se prend à son tour et la crise se termine par d'abondants vomissements de matières bilieuses.

Cet état complexe, qui se renouvelle presque tous les mois, influe sur la santé générale. Nutrition incomplète, forces très-affaiblies, marche difficile, palpitation et essoufflement à la moindre fatigue, anémie très-prononcée, bruit de souffle carotidien. C'est dans cette situation qu'elle est envoyée à Lamalou.

Prescriptions : bains de piscine à 34°, demi-heure de durée. Eau de Capus en boisson prise à petites gorgées coupée avec du lait si la malade ne peut pas la supporter pure, et dans l'intervalle des repas. Tous les matins à jeun deux demi-verres eau de la Vernière.

Après le 5mo bain, quelques douleurs s'éveillent dans le genou gauche. Un jour de repos. L'eau de Capus est bien supportée à petites doses. Le sommeil est meilleur et les fonctions digestives se raniment un peu. Le traitement est repris en augmentant journellement la durée du bain. Les douleurs du genou se sont calmées; il n'y a pas eu de vomissement depuis son arrivée. Après le 17ᵐᵉ bain, quelques douleurs utérines et ovariques. Les mentrues apparaissent en petite quantité. Durée trois jours pendant lesquels le traitement balnéaire est suspendu. Le cortége douloureux habituel fait défaut et la malade se trouve bien mieux.

Le traitement thermal est poussé jusqu'au 25ᵐᵉ bain et ces derniers continuent; l'amélioration commence.

L'appétit est revenu avec de faciles digestions. La malade se promène sans être essoufflée. Etat général meilleur. Mˡˡᵉ D...... quitte Lamalou avec promesse de revenir ou de nous faire savoir la complète guérison. Nous regrettons de ne pas avoir revu cette intéressante malade.

Observation IV

Myélite rhumatismale diffuse.— Hémiplégie. — Hémianesthésie. — Guérison

M. F......, propriétaire, âgé de cinquante-huit ans, tempérament nerveux, hérédité rhumatismale dans les deux ascendants, vigoureusement constitué, ce qui lui a permis une existence facile à tous les points de vue, nous raconte qu'il a été atteint, il y a cinq ans (1872), de douleurs vives avec rougeur et tuméfaction dans les articulations de la jambe gauche. Elles se terminèrent par une douleur sciatique restée longtemps rebelle à toute médication. En 1874, les mêmes souffrances se reproduisirent localisées dans l'articulation scapulo-humérale gauche, irradiant dans les muscles du cou et du bras.

Cette affection tourmenta la malade jusqu'en 1877, époque à laquelle il a éprouvé les symptômes suivants, qui persistent encore, et pour le traitement desquels il a été envoyé à Lamalou.

La jambe gauche est complétement anesthésiée jusqu'au pli de l'aine; une épingle enfoncée dans les tissus ne produit ni douleur, ni effusion de sang; le pied ne sent pas le sol sur lequel il s'appuie, et quoique la marche soit relativement facile sur une surface unie, il éprouve dans toute cette partie une lourdeur et un malaise si profonds qu'il monte et descend avec peine les escaliers, traînant son membre qu'il ne sent que confusément.

Le bras gauche présente une diminution de sensibilité ; la partie droite est normale.

Du côté des mains la sensibilité tactile est surexcitée et pervertie, les doigts promenés sur un objet poli (le verre de ma montre) éprouvent une sensation âpre et rugueuse ; les draps et les rideaux de son lit lui paraissent hérissés de pointes, le pouce gauche est douloureux et tuméfié.

L'exploration électrique de la colonne vertébrale (trois éléments de l'appareil Onimus) ne fournit aucun indice du côté droit ; du côté gauche, le tampon amène une sensation de cuisson depuis les premières vertèbres dorsales jusqu'aux dernières lombaires.

État général assez satisfaisant ; appétit conservé, digestions faciles ; intelligence normale.

Prescriptions. — Bains de piscine chauds, une demi-heure de durée. Après le sixième bain, douches chaudes sur la jambe gauche et sur les mains pendant dix minutes ; alterner avec les bains.

L'amélioration se prononce au douzième jour du traitement : la jambe est moins lourde, le sol mieux senti sous le pied ; la sensibilité revient, excepté dans le mollet ; le toucher reprend son état normal ; les fourmillements diminuent ; le pouce gauche seul est un peu plus douloureux et plus tuméfié. Cette fluxion rhumatismale disparaît à la fin du traitement.

Après vingt-deux bains et dix douches, le malade rentre chez lui, revient faire une 2ᵉ saison la même année (quinze bains et sept douches).

La guérison se maintient. Revu en 1878 et 1879, dans un état très-satisfaisant.

OBSERVATION V

Rhumatisme général, avec prédominance de symptômes médullaires et vésicaux. — Guérison.

M. W... engagé volontaire en 1870, a fait la campagne de France attaché à l'armée de l'Est ; à la suite de nombreuses fatigues, marchant et couchant dans la neige, il fut pris de douleurs sourdes dans la région lombaire avec engourdissement et stupeur des membres. Cet état allait en s'aggravant, mais il suivait son corps d'armée. Un matin, après avoir dormi roulé dans son manteau sur la terre humide, il lui fut impossible de se tenir debout et de marcher. Transporté à l'ambulance et de là à l'Hôtel-Dieu de Lyon, il fut traité par des applications de teinture d'iode et des bains sulfureux. Il quitte l'hospice incomplétement guéri et rentre chez lui, où il fait un traitement par le colchique et la teinture d'aconit. Il peut, au bout de quelques mois, reprendre ses occupations d'employé de commerce, lorsque, le 20 janvier 1877, et sans cause appréciable, il ne peut, en se levant, ni se tenir debout ni marcher. Remis au lit, toutes ses articulations se tuméfient et deviennent douloureuses, sauf le poignet de la main gauche et les articulations de la jambe droite. Traitement par le salycilate de soude. Son état s'améliore; il vient à Lamalou en juin.— Etat actuel : raideur de toute la jambe gauche, tuméfaction du genou, atrophie de la masse musculaire et des muscles du pouce droit. Impossibilité de fermer la main et de saisir les petits objets. Tuméfaction des poignets. Paresse vésicale et rectale. L'urine s'écoule en bavant et pendant la miction il éprouve des douleurs prostatiques très-aiguës. Etat général très-affaibli. Sommeil difficile troublé par des douleurs fulgurantes en cuirasse.

Le malade, sous l'influence des premiers bains, voit ses douleurs se calmer et revenir le sommeil. Son état s'améliore de jour en jour. Il prend une douche chaude tous les deux jours sur la jambe gauche. Eau de Capus dans la journée ; eau de la Vernière pendant les repas. M. W. arrive à son 22° bain sans fatigue et sans avoir éprouvé d'exacerbations ni de retour à l'état aigu. Il quitte Lamalou. Revu en 1878, il a traversé un hiver rigoureux sans nouvelles atteintes de rhumatisme. Il a repris, depuis sa première saison, ses occupations commerciales.

OBSERVATION VI

Rhumatisme de l'estomac. — Retour à l'état aigu sur les articulations. — Guérison

M. D..., âgé de quarante-deux ans, a été atteint, en 1876, à la suite d'un froid très-vif, d'un rhumatisme qui a successivement envahi les articulations des genoux, des coudes, des poignets et des épaules. M. D.... est d'une constitution frêle et délicate, et, quoique né de parents rhumatisants, n'avait jamais eu aucune atteinte de cette affection. Traité par le salycilate de soude à très-haute dose, il vit peu à peu ses douleurs se calmer et son rhumatisme disparaître ; mais, en même temps survenaient à l'estomac les symptômes suivants : douleurs très-vives ; sensation de pesanteur comparée par le malade à une grosse pierre hérissée de pointes qui déchiraient ce viscère ; tempérament bilieux ; nutrition impossible : les aliments liquides sont rejetés.

L'état aigu calmé à la suite d'un traitement anti-phlogistique, le malade est envoyé à Lamalou dans un état d'amaigrissement et d'affaiblissement considérable, ne pouvant encore rien digérer et souffrant toujours de sa douleur gastrique.

Prescriptions. — Bains de baignoire chauds, 20 minutes de durée.

Régime lacté. Les quatre premiers bains procurent des nuits tranquil-les ; mais les genoux se fluxionnent et des douleurs sourdes s'y font sentir. Pour accentuer cet appel, nous l'envoyons prendre un bain dans la piscine. Les articulations restent tuméfiées, mais les douleurs se calment. L'estomac, moins irritable, permet l'usage du bouillon ; l'eau de Capus coupée avec du lait est bien supportée.

Les bains de piscine sont continués. Vers le 10ᵉ bain, les articula-tions se dégonflent et l'appétit revient. Régime doux et analeptique.

Le traitement est poussé jusqu'à son 24ᵉ bain. M. D. recouvre peu à peu ses forces et sa santé, 2ᵉ saison la même année. Revu en 1877 et 1878, les grands phénomènes rhumatismaux n'ont point reparu. Il ne reste, par les froids humides, que quelques névralgies de courte durée.

OBSERVATION VII

Diathèses rhumatismale et herpétique.— Symptômes alternants sur l'intestin et sur la peau.— Bains de piscine et d'étuve. — Amélioration.

Mᵐᵉ. B...trente-huit ans, tempérament nerveux ; hérédité herpétique du côté maternel, rhumatismale dans la branche paternelle. Ces deux héri-tages ont développé chez elle une double tendance aux rhumatismes et aux maladies de la peau. Elle a eu, à l'époque de la puberté, des trou-bles hystériques qui se manifestent encore à la moindre contrariété.

Rhumatisme aigu en 1873, à la suite d'un bain de rivière. Depuis lors, douleurs erratiques dans toutes les articulations, au moin-dre refroidissement, remplacées par des poussées eczémateuses sous l'aisselle et dans les plis de l'aine. Depuis deux ans, cet état cutané ou fluxionnaire des articulations alterne avec des troubles abdominaux. Coliques très-vives, suivies de diarrhées glaireuses et ballonnement du ventre ; quelquefois selles dyssentériques avec ténesme et épreintes douloureuses. Ces phénomènes persistent douze à quinze jours et sont remplacés par une poussée eczémateuse ou par un état rhumatismal localisé sur les articulations.

Ainsi la malade est dans un état de souffrance continuel. Etat géné-ral très-affaibli, chloro-anémie, menstruation incomplète, leucorrhée ; appétit capricieux, digestions pénibles ; peau sèche et terreuse fermée à toute transpiration.

Mᵐᵉ B... redoute le traitement thermal, prend ses premiers bains avec d'autant plus de répugnance que les douleurs articulaires sont exaspérées, et se refuse à les continuer. Comme elle attribue, non sans raison, toute sa maladie à la sécheresse de sa peau, je conseille un bain

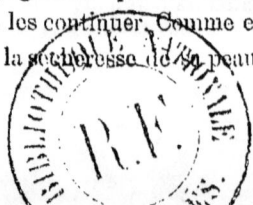

de vapeur : elle y gagne une légère moiteur, qui cesse à la sortie. L
lendemain, bain de 30 min. dans la piscine; 3e jour, bain de vapeur. L
peau, plus souple, permet une légère sudation. La diarrhée diminue.

Le traitement se continue ainsi, et la malade se trouve bien de so
double traitement. Vers le 10e bain, un léger refroidissement ramèn
les douleurs articulaires, le bain d'étuve suivant les fait disparaître

Mme B... prend 14 bains de piscine et 8 bains de vapeur. La diarrhé
a cessé complétement et l'état général s'est amélioré ; sous l'influenc
de l'eau de Capus, l'appétit et les digestions se sont régularisés. Moin
de leucorrhée et plus de forces. Revenue en 1877 et 1878, l'améliora
tion a persisté; la diathèse herpétique manifeste seule sa présence pa
des poussées d'eczéma.

OBSERVATION VIII

Rhumatisme vésical. — Bains et douches. — Insuccès

Mme V....., âgée de cinquante-deux ans, tempérament très-ner
veux, fille d'un père graveleux, a eu à dix-neuf ans un rhumatism
polyarticulaire; depuis lors n'a jamais fait de graves maladies, mais
eu souvent des refroidissements compliqués de douleurs articulaire,
et névralgiques; les affections légères se terminaient par d'abondante,
sueur, d'une odeur particulière, qu'elle avait remarquée chez so
père, odeur goutteuse probablement. Il y a cinq ans, et coïncidant avc
son âge critique, elle a présenté les symptômes suivants :

Envie fréquente d'uriner, se renouvelant jour et nuit d'une façon
irrésistible et s'accompagnant de douleurs aiguës et constrictives. Ces
douleurs siégent au col de la vessie, irradient jusqu'à l'ombilic et de là
remontent jusqu'aux reins. Ces phénomènes durent d'un quart d'heure
à vingt minutes, pendent lesquelles la malade se couche ployée en
deux, comprimant son ventre à pleines mains. Ils se calment ensuite
pour recommencer quelques heures après. L'émission de l'urine est
plus abondante à certaines époques; mais le liquide a toujours été lim-
pide, n'a jamais laissé de dépôt et n'a jamais rien présenté de particulier à l'analyse qui a été faite par plusieurs médecins et phar-
maciens.

Mme V....., qui a fait l'année dernière, sans résultat, une saison à
Lamalou-le-Haut, est envoyée à la piscine chaude : bains de trois-quarts
d'heure. Douches chaudes sur les extrémités inférieures pendant
12 minutes. L'état ne change pas ; seule, l'émission de l'urine se fait
sans douleur quand la malade est au bain. 18 bains et 9 douches restent sans résultat. Mme V..... quitte Lamalou et n'a pas été revue.

Observation IX

Paraplégie rhumatismale. — Déplacement de la congestion médullaire. — Amélioration

M. L., boulanger, âgé de quarante-six ans, tempérament lymphatique, a eu à dix-huit ans un premier rhumatisme contracté en sortant du pétrin demi-nu, en s'arrêtant entre deux portes à causer avec son maître. Les genoux seuls furent tuméfiés ; à partir de cette époque, il a toujours souffert des épaules et des reins. Huit ans plus tard, deuxième attaque rhumatismale localisée dans les poignets, les coudes, les articulations de l'épaule. Enfin, il y a un an environ, troisième attaque sur la moelle épinière dans la région lombaire. On emploie contre ces accidents les ressources de la thérapeutique, qui restent sans résultat. Le malade nous est adressé à Lamalou.

Etat actuel. — Douleurs vives, intermittentes dans la région lombaire, exaspérées par la pression ; sensibilité cutanée obtuse. Paralysie commençante dans les jambes : le malade peut à peine se tenir debout ni marcher sans être soutenu ; demi-paralysie de la vessie et du rectum.

Prescription. — Bains des piscines chauds, vingt minutes de durée, un verre d'eau de la source Stoline en sortant du bain ; eau de la Vernière aux repas.

Le malade est accompagné aux bains. Le troisième jour, il s'y trouve si bien qu'il y reste une heure espérant activer la guérison. Les douleurs reparaissent dans les genoux. Le lendemain, bain de même durée : les douleurs s'exaspèrent. Le malade se repose. Ce déplacement est loin d'être défavorable, pourvu qu'il ne soit pas poussé trop loin. M. L. reprend ses bains plus courts ; les douleurs lombaires se calment et la pression est mieux supportée. Les jambes reprennent plus de force. Une douche de huit minutes promenée sur les jambes déplace un peu plus l'état congestif de la moelle. Le traitement est ainsi continué jusqu'au vingt-deuxième bain, alterné de huit douches. A la fin, M. L. peut se soutenir et marcher sans appui ; les fonctions de la vessie et du rectum s'exécutent mieux, et le malade, qui n'allait à la garde-robe qu'avec l'aide de lavements journaliers, a des selles spontanées. L'état général s'est bien amélioré ; et le malade rentre chez lui ; deuxième saison, la même année qui consolide la guérison.

Revu en 1878 et 1879, le mieux se soutient et se continue.

Observation X

Rhumatisme articulaire primitif. — Phénomènes diathésiques du côté de
l'utérus et de ses annexes. — Amélioration

Mme B..., tempérament lymphatique ; hérédité rhumatismale dans
la branche paternelle. Elle a eu à seize ans un rhumatisme aigu à la
suite d'une promenade en mer faite dans de mauvaises conditions cli-
matériques. Depuis lors elle a toujours souffert de douleurs névralgiques suivant divers trajets nerveux. Hémicrânies fréquentes.

Mariée à dix neuf ans, sa première grossesse fut marquée par de
vives douleurs utérines exaspérées par la pression, irradiant du côté
des ovaires et compliquées par un état fébrile intermittent. Accidents
inflammatoires du côté de la vessie ; urines rares, difficiles et sédi-
menteuses. Cet état se termine au 5e mois de gestation par un avor-
tement.

Un an après, nouvelle grossesse. Même cortége de symptômes trai-
tés par des émissions sanguines. Mme B..., accouche heureusement
à terme.

Mais depuis cette époque les crises utérines douloureuses persistent, précédant le flux menstruel qui, dégageant l'organe, amène quelques jours de repos. Dans cet intervalle, douleurs névralgiques au
moindre refroidissement.

Mme B... arrive à Lamalou dans cet état. — Bains de piscine prolongés ; trois-quarts d'heure ; douches chaudes sur les genoux et les
pieds. Ces parties deviennent le siége de quelques douleurs vagues.
Les crampes utérines s'améliorent, et au milieu du traitement les mentrues s'établissent sans trop de douleurs

Après 22 bains et 10 douches, la malade rentre chez elle. — Revue
en 1878, les douleurs utérines n'ont reparu qu'à de longs intervalles ; les
névralgies persistent avec moins d'intensité. Le traitement par les
eaux de Lamalou continué quelques années encore pourront amener
une complète guérison.

Deux points principaux se dégagent de la lecture de
ces observations.

1° La guérison du rhumatisme viscéral.

2° La méthode qu'emploie la nature pour y arriver.

Le premier point n'est pas douteux ; à défaut
d'autres preuves, le nombre toujours croissant des

rhumatisants et les bienfaits qu'ils retirent de l'usage des Eaux suffiraient pour l'affirmer.

Quant à la méthode qu'emploie la nature pour opérer la guérison, elle repose sur cette observation générale que Bordeu a mise en relief, c'est-à-dire, le passage ou le retour de l'état chronique à l'état aigu qui se manifeste pendant le traitement et quelquefois dès les premiers bains.

Cette recrudescence dans les douleurs est très-bien connue des malades, qui la considèrent comme l'heureux présage d'une prochaine guérison. Elle a été attribuée : soit à un premier effet d'excitation générale, soit à l'imminence d'un accès coïncidant avec le début de la cure, soit au changement de température ou de la manière de vivre du sujet, soit encore à une application défectueuse de la médication thermale. Mais ces cas sont exceptionnels; normalement, cette acuité passagère est un phénomène de substitution, crise dérivative qui appelle hors d'un organe interne un état fluxionnaire dangereux pour le transporter sur un organe plus éloigné.

Pour bien apprécier le mécanisme curatif de ce phénomène, revenons sur la marche du rhumatisme.

Cette affection, pour si changeante et si variable que soit sa nature, a pourtant un lieu d'élection. Il est très-rare qu'il débute d'emblée sur un viscère, et généralement après un refroidissement, cause première de ces maladies, une ou plusieurs articulations se congestionnent, deviennent douloureuses, etc., etc. Dès ce jour, le principe morbide spécifique est acquis, et pour peu que l'organisme s'y prête, la diathèse rhumatismale s'établit de plein droit.

Une première attaque en amène une seconde, celle-ci une troisième, et, les mêmes causes aidant, les mêmes manifestations se renouvellent et le plus souvent sur les mêmes tissus. Il y a en ces points articulaires une porte ouverte, une soupape de sûreté que la nature a le soin de faire fonctionner comme un émonctoire naturel. C'est de ce côté qu'elle dirige les crises nécessaires et qu'elle effectue la guérison.

Une des premières conditions pour que ces phénomènes se déroulent normalement, est que rien ne vienne troubler cette fonction médicatrice, et le rôle du médecin consiste le plus souvent à diriger les efforts de la nature et à l'aider à sortir victorieuse de la lutte.

Il n'en est pas toujours ainsi, et, soit à cause de la constitution du malade, d'un organe plus délicat, ou d'un traitement mal dirigé, le rhumatisme se déplace et se porte sur le viscère le plus apte à recevoir le principe morbide. Le rhumatisme viscéral est ainsi constitué. Quel sera le meilleur mode de traitement à lui opposer ?

Dans un état aigu, lorsqu'une affection se déplace, il est élémentaire de ramener par des dérivatifs énergiques l'affection à son point de départ; dans un état chronique, dont la durée prolongée ne menace pas immédiatement l'existence et ne change que par intervalles les conditions normales de la vie, le traitement ne sera pas autrement dirigé, et la nature elle-même n'agit pas d'autre sorte dans la cure thermale; l'eau minérale a-t-elle qualité pour déterminer cette action? La suite de cette étude répondra à cette question.

Le rhumatisme à son début a été produit par un arrêt de transpiration; les matériaux azotés que la sueur élimine ont été réintégrés dans la circulation, et cette viciation sanguine a été le point de départ de la diathèse.

L'équilibre est rompu entre l'absorption et l'exhalation cutanée, et le principe morbide, élément migrateur par excellence, va développer ses manifestations là où l'appellent ses affinités naturelles, à moins que des conditions particulières inhérentes au sujet ne le contrarient et ne le déplacent.

Les articulations sont les premières atteintes, les congestions douloureuses y prédominent; les muscles et les nerfs viennent ensuite avec la douleur aiguë comme principal élément; enfin les viscères ont leur tour, décelant la présence du virus par le trouble de leurs fonctions physiologiques, l'exagération ou la diminution des produits normaux.

Ainsi, au début de la maladie, il y a eu dérangement dans les fonctions cutanées ; la diathèse rhumatismale acquise se manifeste sur divers points, entretient cet état qui se complique d'une nutrition imparfaite, et c'est à le modifier que doit viser le traitement thermal.

Les indications suivantes nous paraissent devoir lui servir de base :

1° Remonter la vitalité générale ;

2°Combattre l'adynamie de la surface cutanée;

3° Prévenir les retours du mal;

4° Dans des cas particuliers, ramener les rétrocessions à leur point de départ.

La thermalité de l'eau de Lamalou–l'Ancien, les principes alcalins et ferrugineux qu'elle contient, enfin les divers modes de balnéation, répondent à ces diverses indications.

L'influence de la thermalité sur la diathèse rhumatismale est hors de doute ; c'est à elle que l'on attribue les vertus curatives de l'eau minérale. « Les eaux minérales à haute température sont, à proprement parler, les eaux spéciales pour le rhumatisme (1)». C'est, en effet, sur la peau réchauffée et dont les troubles fonctionnels se régularisent peu à peu, c'est sur toute cette surface cutanée dont les sécrétions accrues activent la vitalité, que s'exerce la première influence du traitement thermal. Le sentiment d'expansion et de bien-

(1) Durand Fardel, *T. des Eaux minérales*, p. 493.

être accusé par les baigneurs qui se plongent dans nos piscines témoigne hautement de l'influence dominante que prend l'eau de Lamalou dans la cure rhumatismale. C'est grâce à son calorique que les pores, plus ouverts, absorberont plus facilement les principes minéraux ; tandis qu'après le bain, une transpiration insensible et dépurative favorisera l'écoulement naturel des principes morbides.

Ces premiers phénomènes expliquent le premier effet de l'eau thermale, effet d'excitation générale qui, amenant dans les fonctions de sécrétion et d'exhalation une suractivité plus grande, va produire dans le siége habituel de la diathèse, partie du corps réservée à l'élimination des principes morbides, un état fluxionnaire particulier, et par suite une augmentation de chaleur quelquefois accompagnée de fièvre.

Ainsi s'expliquerait ce retour à l'état aigu, ce réveil des douleurs endormies qu'exaspèrent les premiers bains, que la continuité du traitement apaise et guérit à la longue, alors que la majeure partie de l'élément morbide a disparu.

Ainsi s'expliqueraient aussi les dangers d'une médication inopportune, rappelant à un endroit déterminé, lieu d'élection des manifestations rhumatismales, un état congestif.

Si donc il est utile de mettre à profit ce premier effet d'excitation et de le diriger dans le sens de la guérison, il n'est pas moins important de le surveiller, d'entretenir, de modérer ou d'augmenter ces réactions, selon qu'elles offrent des avantages ou des inconvénients, et de faire converger ainsi toutes ces indications vers le but final : la guérison.

Cette excitation primitive n'est pas la même chez tous nos baigneurs. Apparaissant dès les premiers bains chez les rhumatisants nerveux, elle est plus longue à se manifester chez les lymphatiques dont l'éco-

nomie lente à s'éveiller demande un certain temps pour
réagir.

De cette influence relative naissent les indications
inhérentes à la durée du bain. Alors que ceux-ci restent une heure dans la piscine sans inconvénient,
ceux-là peuvent à peine y rester demi-heure sans être
vivement impressionnés ; ce sont ceux-là qu'il faut re-
tenir dans les limites de l'action sédative et débuter
même par quelques bains de piscine tempérée.

L'impressionnabilité de la peau entre pour beaucoup
dans la production de ce phénomène; il n'est pas rare
de voir, alors que le thermomètre marque 34°, des baigneurs se plaindre de la chaleur des Eaux, d'autres
accuser une sensation de bien-être, quelques-uns une
impression de fraîcheur agréable. C'est que le malade
n'est pas un être passif; il ne se contente pas de réagir plus ou moins contre l'impression reçue, il apporte
aussi son contingent de circonstances primitives ou ac-
quises, et du concours de ces influences doit résulter
le retour à la santé.

En résumé, nous devons reconnaître que, si l'indication thérapeutique se base sur la spécificité de la maladie, les idiosyncrasies particulières à chaque
malade, déterminent le mode d'application, ou pour
ainsi dire, le dosage du remède.

« Une Eau, dit Andrieu, est un tout indivis; l'effet
définitif qu'elle produit est sans doute la résultante
d'actions multiples, aboutissant à une cemmune fin;
ou, pour mieux dire, une Eau minérale renfermant un
certain nombre d'ingrédients chimiques est un médi-
cament complexe qui agit comme unité. » Il serait
donc peut-être périlleux de scinder ces éléments con-
stituants pour n'attribuer qu'à quelques-uns d'entr'eux
le mérite d'une action particulière et curative. Mais,
sans négliger absolument les substances accessoires qui
favorisent l'action générale, il est logique d'attribuer

aux principes prédominants, dans une eau minérale, des vertus plus directes et plus profondes.

Dans la question qui nous intéresse, les médicaments alcalins et ferrugineux tiennent le premier rang. Tous deux possèdent sur l'affection rhumatismale une action immédiate, et tout porte à croire que c'est à leur spécificité que se produit à Lamalou la guérison du rhumatisme.

Une nutrition incomplète amenée par la combustion et l'élimination imparfaite des produits azotés entretient la diathèse; la médication alcaline aura pour effet, en activant l'oxydation nutritive, de remédier à cette première cause.

L'action des alcalins sur le sang, qu'ils fluidifient, rend plus faciles les phénomènes d'endosmose et d'exosmose, aident à la liquéfaction des exsudats plastiques, et, favorisant les diacrises, déterminent leur expulsion.

Leur mode altérant, au moins en médecine thermale, se complique dans certains cas d'une véritable substitution, et, par le fait de l'élimination du produit morbide, au lieu d'élection, y déterminent ces exacerbations et ce retour à l'état aigu dont nous avons parlé. Substitution éminemment favorable quand il s'agit d'un déplacement viscéral. La cure des manifestations diathésiques rhumatismales, si fréquemment observée à Lamalou, ou tout au moins l'éloignement de ces manifestations et l'atténuation des principaux symptômes, s'expliquerait ainsi par l'action des principes alcalins sur la composition du sang et par l'heureuse modification que vient y apporter l'élément ferrugineux.

Quelle que soit, en effet, la médication mise en usage dans une affection constitutionnelle, son corollaire obligé est la médication tonique. Quel est le rhumatisant de longue date qui n'est pas anémique? Et pourrait-il en être autrement dans une affection diathésique très-souvent combinée avec d'autres, d'où il résulte plus de tenacité dans les lésions, greffées en général sur un sujet à fonctions débiles, à réactions affaiblies, à nutrition incomplète ? Aussi voyons-nous réussir les eaux de Lamalou chez les individus atteints de cachexie rhumatismale , chez lesquels les deux médications alcaline et ferrugineuse sont doublement indiquées ; elles auront d'autant plus d'effet que leur thermalité les rend plus facilement assimilables aux forces digestives habituellement affaiblies de ceux qui en usent.

Les nombreuses sources, différant entr'elles par leur température et par la quantité de fer qu'elles contiennent, rempliront les indications les plus diverses.

Pour bien fixer la richesse ferrugineuse des eaux de Lamalou-l'Ancien, disons que l'analyse des sédiments ocreux faite en 1863 trouve dans les sources nouvelles :

13.25 % de peroxyde de fer;
0.70 % de peroxyde de manganèse ;
0.08 % d'arséniate de fer.

Et dans l'eau de Capus, uniquement prise en boisson :

83.40 % de peroxyde de fer ;
0.12 % de peroxyde de manganèse ;
0.08 % d'arséniate de fer (1).

En face d'une pareille abondance de principes toniques, nous ne serons plus surpris de l'effet reconstituant de notre station thermale, dans l'anémie rhumatismale ; action que nous retrouverons du reste dans les affaiblissements qui accompagnent les affections des centres nerveux si fréquents aujourd'hui, et dans les paralysies partielles de nature rhumatismale.

Partout enfin où nous rencontrerons cette diathèse constitutionnelle, éminemment dépressive des forces

(1) Prival, loc. cit.

vitales qui place le sujet dans un état d'infériorité manifeste, nous aurons un motif plausible, une indication
sûre des eaux de Lamalou-l'Ancien, avec l'espoir d'en
obtenir un heureux résultat.

Il est nécessaire, pour prévenir le retour des accidents, de continuer quelquefois longtemps le traitement thermal à « maladie chronique, traitement chronique »; on l'a dit avant nous, et nous n'avons pas ici plus
qu'ailleurs la prétention de guérir dans vingt jours une
affection souvent héréditaire, toujours acquise depuis
longues années.

Il nous suffit que le malade ait éprouvé dans la première saison une amélioration sensible pour qu'il soit
intéressé à revenir consolider sa guérison.

Pour les mêmes motifs, il est difficile, dès le début,
de fixer au malade le nombre de bains qu'il aura à
prendre ; le chiffre un peu cabalistique de 21 bains
rappelant peut-être les trois septénaires hippocratiques,
peut ne pas être atteint comme être dépassé ; cela dé-
pend de beaucoup de circonstances dont le médecin
traitant doit rester seul juge. L'impressionnabilité du
malade, son affection plus ou moins invétérée, héréditaire ou acquise, datant de plus ou moins de temps,
serviront de base à la durée du traitement.

Pour répondre à la 4ᵉ indication qui s'applique au
rhumatisme viscéral, dont il importe de produire le
déplacement, tous nos efforts doivent tendre à suivre
la nature médicatrice dans ses évolutions successives,
les faire naître quelquefois et les favoriser ; heureusement « la nature finit par reprendre ses droits, c'est-
» à-dire que les tendances de l'organisme ou des
» centres nerveux à projeter la fluxion sur les ré-
» gions, organes ou tissus extérieurs, sur lesquels les
» manifestations diathésiques s'effectuent ou s'étaient
» précédemment effectués, ces tendances, quand elles
» ne sont pas trop violemment combattues, se réali-

» sent et font reparaître franchement la physionomie
» de la diathèse dont les individus se trouvaient affec-
» tés (1). »

Une des premières indications est surtout fournie par
ce retour des douleurs à l'état aigu et cela dans un lieu
déterminé, siége habituel du rhumatisme ; heureuses
tendances qu'on ne saurait trop étudier et qui ont servi
souvent à éclairer un diagnostic obscur.

Un 2me moyen, la Douche, sert à développer en un
point déterminé un déplacement fluxionnaire, un état
congestif.

La Douche chaude est attractive d'abord sur le point
frappé, dérivative ensuite vis-à-vis des lésions éloi-
gnées. Ses effets sont proportionnés à son énergie et à
sa durée qui ne dépasse jamais 12 à 15 minutes. C'est
une arme dangereuse dont les malades abusent ; le moment doit être bien choisi pour irriter certains points
ou les tonifier. Nous avons vu (obs. 2) les effets d'une
douche intempestive et les bons résultats (obs. 4, 5, 9)
de celles qui avaient été bien ordonnées.

La douche doit être considérée comme un moyen
perturbateur qui « imprime en temps opportun une
» secousse à l'organisme, rompt la série des mouve-
» ments anormaux qui s'opèrent ou vont s'opérer,
» change la direction vicieuse de la vie et fait que l'or-
» ganisme, détourné en quelque sorte plus ou moins
» brusquement de son plan morbide, rentre dans l'or-
» dre et revient à l'état antérieur. » (2)

Ici l'état antérieur n'est pas encore l'état de santé ;
mais, en substituant à une affection viscérale dangereuse une manifestation bénigne, on remet la maladie dans les conditions les plus faciles pour recevoir
l'action du remède et trouver dans son principe une
impulsion favorable vers la guérison.

(1) Baumès, *Traité des diathèses*.
(2) Baumès, *Traité des diathèses*.

Un moyen appelé à rendre à Lamalou des services considérables sera l'emploi de l'étuve dans les affections viscérales dép'endantes du rhumatisme, en exceptant toutefois les affections du cœur, à cause de la gêne respiratoire inhérente à leur emploi.

Nous en avons obtenu un excellent résultat dans notre Obs. VII, résultat dont on se rend facilement compte, en pensant que, dans les affections de ce genre, le début est amené par un dérangement dans les fonctions de la peau; qu'habituellement froide et sèche, elle manque de cette activité fonctionnelle, de cette expansion si nécessaire à la santé. Le bain de vapeur, en exerçant sur cette surface tout entière un effet révulsif, continué par le rappel de la sudation, ne peut que ramener à l'extérieur les manifestations viscérales et produire plus vite peut-être qu'une douche locale plus circonscrite, une dérivation favorable.

En résumé, et pour tirer une conclusion de nos observations et notre raisonnement, nous pouvons dire :

Les eaux de Lamalou-l'Ancien possèdent une action spéciale et curative sur le rhumatisme et la diathèse rhumatismale ; leur action double s'exerce contre cette affection en agissant :

1° Sur la surface cutanée, par sa thermalité ;

2° Sur le sang et les diverses sécrétions, par les principes alcalins et ferrugineux qu'elles contiennent ;

3° Enfin la méthode dont se sert la nature pour débarrasser l'organisme du principe morbide ne paraît être que le retour de l'état chronique à l'état aigu, pour le rhumatisme articulaire, et pour le rhumatisme viscéral, le déplacement de l'affection interne sur un lieu d'élection, porte ouverte à la sortie de ce principe.

Nous n'avons pas eu, en écrivant ces lignes, la prétention d'émettre une théorie nouvelle de l'action des eaux minérales; à un point de vue général, des maîtres plus autorisés ont traité cette question ; nous n'avons voulu qu'en faire l'application à des cas particuliers, intéressants par leur marche et leur guérison, et constater une fois de plus l'heureuse influence des eaux de Lamalou-l'Ancien sur des affections si douloureuses et si fréquentes.

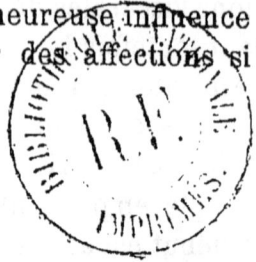